NOTICE

SUR LES

EAUX THERMALES

SULFUREUSES, ARSENICALES

DE

SAINT-HONORÉ

(NIÈVRE)

(Extrait d'un *Mémoire* présenté
à la Société de Médecine pratique de Paris)

PAR LE DOCTEUR A. COMOY

MÉDECIN CONSULTANT

VICHY

IMPRIMERIE WALLON

1885

Pour tous renseignements, s'adresser au Docteur COMOY

en sa villa de St-Honoré (Nièvre).

NOTICE

SUR LES

EAUX THERMALES

SULFUREUSES, ARSENICALES

DE

SAINT-HONORÉ

(NIÈVRE)

(Extrait d'un *Mémoire* présenté
à la Société de Médecine pratique de Paris)

PAR LE DOCTEUR A. COMOY

MÉDECIN CONSULTANT

VICHY

IMPRIMERIE WALLON

1885

NOTICE

SUR LES

EAUX THERMALES, SULFUREUSES, ARSENICALES

DE

SAINT-HONORÉ

(NIÈVRE)

———

AINT-HONORÉ, village de la Nièvre, est bâti au pied des premières assises du Morvand nivernais, à l'ouest de la Vieille-Montagne et du mont Genièvre, dans un des sites les plus riants et les plus pittoresques que l'on connaisse. Le point d'émergence des sources sulfureuses arsenicales se trouve à quelques centaines de mètres du bourg, au bas des roches qui dominent l'établissement et à la limite du porphyre et du calcaire. (1)

Les thermes de Saint-Honoré ont un passé qui n'est pas sans éclat. Les légionnaires de César y vinrent se guérir d'une lèpre affreuse, et les empereurs romains eux-mêmes ne dédaignèrent point de leur rendre visite.

(1) Des fouilles exécutées récemment nous ont fait reconnaître le calcaire tout auprès de la source de la Crevasse

Puis, pendant des siècles, l'histoire est muette sur ces sources fameuses qui recevaient seulement de temps à autre quelques malades de la contrée. Il est à croire qu'ils s'en rapportaient à une tradition qui s'était perpétuée d'âge en âge, mais dont il ne reste absolument plus rien.

En 1786 seulement, on retrouvait la trace de ces thermes trop oubliés; mais ce n'est qu'en 1837 que le père des propriétaires actuels, M. Théodore d'Espeuilles, fit reprendre les fouilles abandonnées et pousser les recherches avec activité. On mit promptement au jour, sous sa direction, des statuettes, plus de 500 médailles romaines et des débris de poteries antiques; on arriva enfin aux anciens puits romains et à une vaste enceinte dallée de marbre blanc. Le grand œuvre des conquérants revoyait la lumière.

ENVIRONS DE SAINT-HONORÉ

Le Parc de l'Établissement et les rochers qui le dominent offrent un premier but de promenade. On peut, de là, gagner la belle forêt du Deffend qui, moins l'étendue, rappelle Fontainebleau; le Château de la Montagne, toujours hospitalier et digne d'attention; la Poterie; le vaste et tranquille étang du Seuld; le Désert, paysage suisse en miniature, qui n'a de sévère que le nom. A portée de fusil du village, vous trouverez l'étang Honoré et le vieux manoir seigneurial de la Cœudre, dont l'aspect pacifique ne redit rien des luttes et des rivalités, quelquefois sanglantes, de ses possesseurs et des puissants seigneurs de la Montagne.

Aux hardis explorateurs, dont le pied montagnard peut affronter les longues courses sur les pentes les plus rapides, aux archéologues avides de ruines et de vieux souvenirs, aux artistes désireux d'enrichir leur album, signalons :

Moulins-Engilbert, sa porte, du XVe siècle, reste d'un ancien château des comtes de Nevers ; sa collégiale du XVIe siècle, et, tout auprès, le petit lac de la Lieut-Mer, cratère d'un ancien volcan.

Vandenesse, son château du XVe siècle, qui garde la moitié environ de son enceinte primitive.

La Vieille-Montagne, d'un accès facile par la nouvelle route, mais bien plus pittoresque par la vieille voie. Son sommet conserve, sous ses arbres séculaires, les vestiges et le plan, facile à lire, d'un ancien château du Moyen-Age, bâti sur l'emplacement même d'une fortification celtique.

Sémelay, gros bourg, tout fier de sa belle église du XIIe siècle, dont les chapiteaux sont ornementés de sujets hardis et quelque peu scabreux.

Près de là, Montécot, le vieux manoir du Plessy, et un ravissant paysage des bords de l'Alène, sollicitent l'attention.

Aux lieux dits : le Charnay, les Milleries, le champ de Presles, près Rémilly, on trouve, dit-on, des restes de constructions romaines.

Champrobert a ses carrières de marbre.

Villapourçon, possède divers dolmens : le Pras-Bis, la maison du bon Saint-Martin, la Chaise à Berthot, sur le mont Genièvre ; la Pierre-Perthuise, etc.

LA ROCHE-MILAY, montre son château fièrement posé sur un roc à pic.

⸰. Je ne cite que pour mémoire le prieuré de Mazille et la Chartreuse d'Apponay, et j'arrive au roi du Morvand, au vieux boulevard des libertés Eduennes, au mont BEUVRAY. Qu'il me soit permis d'emprunter à un enfant du Morvand, qui fait non moins d'honneur aux lettres qu'à la science médicale, le docteur Bogros, la page délicieuse qu'il a consacrée à l'antique « Montagne sainte, » à l'Acropole Eduenne, dont le charme est encore si puissant sur les fils des Celtes. Après avoir raconté ce que l'Atlas morvandeau porte sur ses robustes épaules de souvenirs du passé ; après avoir décrit « Ce joyau archéologique auquel il ne reste plus, pour le grand nombre, que le prestige et la majesté mélancolique des grandeurs déchues, » l'auteur ajoute :

« De rares touristes viennent demander à ce plateau
« désert ce que ni le temps, ni les hommes n'ont pu lui
« ravir, le merveilleux panorama qu'on découvre du haut
« de ses 810 mètres, quand le brouillard veut y mettre
« un peu de complaisance.

« Ce panorama est peut-être unique en France. Regar-
« dez ! Au sud-est, ces flocons de nuages blancs au bord
« de l'horizon, les Alpes ; au sud-ouest, cette ligne ondu-
« leuse, les monts d'Auvergne, où s'élève Gergovie ;
« les deux vieilles acropoles rivales pouvaient se défier à
« quarante lieues de distance. Puis d'autres montagnes
« encore, celles du Jura, du Forez, etc. Sur un plan plus
« rapproché, les fumées sombres du Creusot, Autun et
« la flèche élancée de sa cathédrale, les sillons d'argent
« de l'Arroux et de la Loire, la haute ceinture des monta-
« gnes Morvandelles, Glux, la Gravelle, Prenelay, etc.

« Là, tout à nos pieds, Thouleurs, surmonté de son
« énigme archéologique; Laroche, dont le château mo-
« derne ne peut faire oublier le noir donjon, parure natu-
« relle de ce fier piédestal de granit. Enfin, autour de
« nous, tout un troupeau de montagnes dont le Beuvray
« semble le pasteur. »

SOURCES DE SAINT-HONORÉ

Les sources de Saint-Honoré sont au nombre de cinq :
la Crevasse, l'Acacia, la Marquise, les Romains et la
Grotte. Elles fournissent un débit total de 970,000 litres
par vingt-quatre heures, quantité énorme comparée aux
autres sources sulfureuses de France et qui suffit large-
ment à toutes les exigences de la balnéothérapie.

La Crevasse vient sourdre à quelques mètres de l'Établissement, tout près du pavillon réservé à l'hydrothérapie. Elle fut captée de prime abord pour l'isoler des eaux
fournies par les puits romains que seules on voulait affecter au service de l'Établissement; mais on reconnut bien
vite que l'on avait détourné la seule source contenant
une quantité notable d'hydrogène sulfuré; de nouveaux
travaux de captage furent alors entrepris et la Crevasse
suffit seule aujourd'hui à alimenter les baignoires, douches, inhalations, pulvérisations, etc.

Les fouilles pratiquées en 1884, pour la construction
de nouveaux réservoirs, m'ont permis de me rendre au
griffon même de cette source, où j'ai pu prendre exacte-

ment la température, qui est de 26°, et qui n'a subi aucune variation depuis les premiers travaux, remontant à 1854, et d'observer les dépôts de matières organiques flottant en masse sur les eaux et ressemblant à ces filaments blancs et légers qui voltigent dans les airs. Cette conferve, désignée sous le nom de sulfuraire, se forme au contact de l'air atmosphérique dans les eaux sulfureuses dont la température ne dépasse pas 50°.

On y rencontre aussi, mais en quantité moindre, une autre matière grisâtre, onctueuse, colorée par du fer, que l'on nomme glairine ou barégine.

Les plantes vertes, développées au sein des eaux exposées à l'air libre, ne sont autres que des algues submergées ou phycées.

Il n'y a donc pas, à proprement parler, de dépôts de boue dans les eaux de la Crevasse.

L'eau des Puits Romains (Marquise, Romains), température 31°, se déverse d'elle-même dans un vaste réservoir de cinquante et quelques mètres de longueur, placé sous l'établissement. On y descend par une ouverture pratiquée dans le dallage des salles de pulvérisation. Un mur en maçonnerie divise ce bassin en deux parties jusqu'à l'extrémité sud du bâtiment; à gauche, tout au pied des roches porphyriques, sont rangés sur la même ligne les quatre Puits Romains, à droite et parallèlement, adossés aux murs des derniers cabinets de bain de la galerie sud, les deux puits de la Marquise, de construction romaine également, et qui existent tels qu'ils ont été construits primitivement; on s'est borné, lors des fouilles entreprises en 1838, à enlever l'énorme quantité de terre et de boue qui les emplissait; de même, les anciens travaux de captage exécutés au temps de la conquête romaine ont été entièrement respectés. (1)

Les parois de ces réservoirs sont recouvertes d'une couche, épaisse de plusieurs centimètres, d'une boue d'un brun noirâtre que nous ne rencontrons plus dans les eaux de la Crevasse et de l'Acacia. Ce limon, desséché au contact de l'air, prend une teinte d'un brun rougeâtre, devient compacte et se réduit, sous la pression des doigts, en une matière pulvérulente, impalpable, à part quelques grains de sable et sels de chaux.

Si l'on traite ces boues desséchées par l'acide chlorhydrique étendu (d'après la méthode de Frésénius), il se produit une effervescence. Si l'on filtre et y ajoute, goutte à goutte, une solution de prussiate jaune ou sulfocyanure de potassium, on obtient un précipité bleu de prusse, qui indique la présence d'un sel de fer au maximum (hydrate de peroxyde de fer.)

En chauffant préalablement avec de l'ammoniaque, le fer est précipité en abondance ; si on ajoute au liquide filtré de l'oxalate d'ammoniaque, on obtient un précipité blanc : chaux sulfatée, (le chlorure de baryum nous indiquant la présence de l'acide sulfurique).

On trouve également de la soude, de la potasse, de l'acide arsénique, qui doit y exister à l'état d'arséniate de sesquioxyde de fer, de la silice, etc.

Ces boues peuvent être classées parmi les sulfurées ferrugineuses.

(1) Avant les constructions actuelles, qui datent de 1854, les malades venaient prendre leur bain dans des tonneaux fixés au milieu du bassin recevant l'eau des sources ; j'ai pu voir, cette année même, les débris de plusieurs de ces baignoires improvisées. (Fouilles pratiquées en mars 1884.)

La source de l'Acacia, peu abondante, présente une composition analogue à celle de la Crevasse, dont elle provient sans aucun doute ; elle alimente la buvette du même nom.

L'eau de la Grotte (température 15°) n'est pas utilisée.

ANALYSE

Les premières analyses des eaux de Saint-Honoré furent faites par Vauquelin, en 1813, et Boulanger, en 1838.

En 1851, M. Ossian Henry, alors membre de l'Académie de Médecine, reprit ces travaux aux sources mêmes.

En voici le résultat :

Eau de Saint-Honoré, 1.000 grammes.

Acide sulfhydrique............	0. ^{cc}70
— carbonique libre.................	1/9 du vol.
Azote	Indét.
Trace d'oxygène	
Bicarbonate de chaux.............. ..	0.098
— de magnésie.....	
— de soude et de potasse......	0 040
Silicate de potasse....................	0 034
— de soude	
— d'alumine.....................	0.023
Sulfure alcalin	0.003
Sulfates anhydres de soude..	0.132
— de chaux	0.032
Chlorure de sodium...................	0.300
— de potassium...............	0.005
Bromure	traces
Iodure alcalin..........................	traces
Lithine...............................	
Oxyde de fer et matière organique......	0.007
	0.674

Il est évident que cette analyse portait sur les eaux des Puits-Romains et de la Crevasse mélangées, puisqu'elle est antérieure aux travaux de captage exécutés seulement en 1854. On remarquera, toutefois, qu'il n'y est nullement fait mention de la présence de l'arsenic. Quelques explications sont donc nécessaires pour rendre compte de cette omission.

En 1839, M. Tripier, pharmacien militaire, signala le premier l'existence de l'arsenic dans le dépôt des eaux sulfatées ferrugineuses d'Hammam-Meskoutine (Algérie). Cette découverte fit grand bruit; mais MM. Ossian Henry et Chevallier, auxquels on soumit la question, ne constatèrent pas trace de ce métalloïde dans les boues de ces sources fameuses. M. Tripier fit de nouveau paraître un mémoire où il exposait ses procédés d'analyse. Ce n'est qu'en 1845 que les deux chimistes de l'Académie confirmèrent les résultats indiqués dès 1839.

On a découvert depuis l'arsenic dans presque toutes les sources ferrugineuses : Ems, Pyrmont, Schwalbach, Libenstein, Bussang, etc.

De ces données, notre distingué confrère, le docteur Odin, conclut que les eaux de Saint-Honoré, qui traversent les riches couches de minerais de fer (bisulfures, pyrites de fer) exploités dans les environs, pouvaient bien elles-mêmes contenir de l'arsenic. Ses recherches eurent un plein succès, et, en 1876, il faisait présenter à l'Académie de médecine un mémoire de priorité « l'Arsenic dans les eaux de Saint-Honoré. »

Racle, le premier inspecteur de la station, tout en constatant les effets de l'arsenic, n'avait pu les expliquer par les analyses connues jusqu'alors.

Gubler attribuait au bromure de sodium cette action sédative qui se manifeste après quelques jours de traitement.

Il restait donc à faire connaître l'analyse quantitative complète des sources ; le soin en fut confié à Personne, membre de l'Académie de médecine, professeur de chimie analytique à l'école de pharmacie.

Le dosage seul de l'arsenic et du manganèse, ce succédané du fer, nous est connu :

	Crevasse	Romains	Grotte
Acide arsénique	0.0012	0.0007	0.0008
Manganèse	0.0013	0.0005	0.00027

L'équivalent de la soude étant 40 et celui de l'acide arsénique 115, 0 gr. 0012 d'acide arsénique correspond à 0.0041 d'arséniate de soude.

On peut juger de la richesse arsenicale de nos eaux par comparaison avec les plus minéralisées :

	Arséniate de soude
La Bourboule...............	0 gr. 02009
Saint-Honoré	0 gr. 0041
Vichy.........	0 gr. 002
Mont-Dore..........	0 gr. 001253
Plombières	0 gr. 00060
Hammam-Meskoutine	0 gr. 000182

L'arsenic existant dans les eaux ferrugineuses à l'état d'arséniate de fer, il est probable que nous avons ici un mélange d'arséniate de soude et d'arséniate de fer.

0.0012 d'acide arsénique équivaudraient à 0 gr. 00336 d'arséniate de fer.

Il m'a paru intéressant de doser, aux griffons mêmes, le soufre, et, par suite, l'acide sulfhydrique contenus dans l'eau de la Crevasse et des Romains : $1^{cc} 6$ d'une solution d'iode au centième m'a suffi pour décomposer le principe sulfureux de 1.000 grammes d'eau de la Crevasse. Ce volume représente 0 gr. 032 d'iode équivalant à 0 gr.004064 de soufre et à 2^{cc} 8 d'acide sulfhydrique. (1)

Abandonnant la même quantité d'eau à l'air libre, puis, l'agitant à diverses reprises, nous ne constatons plus que 0.0015118 de soufre; il a donc disparu près de 2^{cc} d'acide sulfhydrique libre. (2)

Dans l'eau des Romains, nous ne trouvons plus que 0.002544 de soufre ou 1^{cc} 74864 d'hydrogène sulfuré.

Comme il n'existe dans cette source qu'une très faible quantité d'acide sulfhydrique libre (et ici l'odorat est le meilleur réactif (Frésénius), le soufre ou l'hydrogène sulfuré s'y trouvent combinés à l'état de sulfure ou de sulfhydrate de sulfure. Ce chiffre se rapproche sensiblement de celui indiqué par M. Ossian Henry, 0 gr. 002991 de soufre. (Analyse au sulfuromètre des eaux de la Crevasse et des Romains avant le captage des sources). (3)

(1) Il y a lieu de s'étonner que M. Herpin, de Metz, ait considéré les eaux de St-Honoré comme étant les plus chargées d'acide sulfhydrique. *(Etudes médicales, scientifiques et statistiques sur les principales eaux de France, d'Angleterre et d'Allemagne).*

(2) D'après certains auteurs, l'eau de la Crevasse contiendrait 0 litre 07 d'hydrogène sulfuré, c'est-à-dire 70 centim. cubes par litre; suivant d'autres, 0 lit. 70, c'est-à-dire 700 cent. cubes par litre. Avant les travaux de captage des eaux, M. Ossian Henry avait trouvé pour 1.000 gr. d'eau 0 cent. cub. 70 ou 700 millim. cubes.

(3) On ne peut s'empêcher de reconnaitre que malgré toutes les précautions et malgré l'habitude que peuvent avoir les opérateurs, la détermination des principes sulfurés par la sulfurométrie est loin de posséder le degré de précision que son savant auteur lui supposait dans l'origine. Mais on constate aussi que lorsqu'il s'agit de comparer la richesse en sulfure de plusieurs eaux minérales, elle fournit des indications précieuses. *(Dictionnaire des eaux minérales,* Durand-Fardel)

PULVÉRISATION

Peu après la belle découverte du docteur Sales-Girons, on installa à St-Honoré des pulvérisateurs à tambour qui furent remplacés quelques années après, on ne sait pourquoi, par les pulvérisateurs à tamis, employés à l'exclusion de tous autres jusqu'en 1884.

Ces appareils, malgré l'extrême ténuité des mailles du tamis, ne pulvérisant l'eau que d'une manière incomplète, ne peuvent être utilisés que dans certaines maladies inflammatoires chroniques, limitées à l'isthme du gosier : angine tonsillaire, angine granuleuse, pharyngite « où la percussion » comme le dit M. Lambron, « opère une espèce de massage propre à dégorger les tissus malades et à modifier leur vitalité morbide. » Leur usage se trouve donc formellement contr'indiqué dans tout état congestif ou irritatif du larynx; dans les laryngites catarrhales, ulcéreuses, tuberculeuses, syphilitiques, par exemple. Dans ces divers cas, l'emploi du pulvérisateur à tambour (système Sales-Girons) devient indispensable; nous avons ici une pulvérisation des plus complètes; l'eau est réduite en une poussière excessivement fine, dépourvue de toute force de projection, qui peut alors pénétrer jusque dans les bronches, exerçant une action salutaire sur les muqueuses avec lesquelles elle se trouve en contact.

Le perfectionnement apporté aujourd'hui à ces appareils laisse encore subsister de graves inconvénients; le plus grave est, sans contredit, l'abaissement de température qui accompagne la pulvérisation d'un liquide. Réveil et Bourgoing ont, en effet, démontré, par de nombreuses expériences, que tout jet pulvérisé se met aussitôt, età peu près, en équilibre de température avec le milieu ambiant, quelle que soit celle du liquide employé. De plus, lorsqu'on fait usage, dans une même salle, d'un grand nombre de pulvérisateurs, il se produit un abaissement de température qui n'est pas sans danger pour les personnes atteintes d'affections pulmonaires.

Pour parer à ces inconvénients, on entreprit, à St-Honoré, de chauffer l'eau minérale avant de la pulvériser. De deux choses l'une : ou bien l'eau se trouve pulvérisée d'une manière complète au moyen de l'appareil Sales-Girons, par exemple ; dans ce cas, la précaution précédente est complètement inutile, le jet tombant toujours de quelques degrés au-dessous de la température ambiante. Ou bien, le liquide n'est qu'imparfaitement réduit en poussière au moyen du pulvérisateur à tamis, et alors la vaporisation ne pouvant s'effectuer à la surface de chaque molécule, et devenant ainsi impuissante à produire un refroidissement suffisant, l'eau minérale arrivera dans la gorge avec sa température initiale, et pourra être la cause d'accidents plus ou moins graves.

Ces diverses considérations m'ont amené à réclamer l'installation de pulvérisateurs à vapeur dont je n'ai pas besoin de faire valoir ici les avantages. L'intelligent et zélé directeur de l'Etablissement, M. Chartenet, qui ne néglige rien pour faire de St-Honoré une station de premier ordre, a fait droit à ma demande, et on a pu voir à l'ouverture de la saison 1884, une salle de pulvérisation des mieux établies.

A mon avis, il serait bon, tout en conservant quelques pulvérisateurs à tamis, de rétablir un certain nombre d'appareils Sales-Girons (pulvérisateurs à tambour), se souvenant toutefois que la température de la salle ne doit pas être inférieure à 26° ou 27°; la poussière d'eau étant alors à 24° ou 25°, on évitera les pulvérisations à basse température, et, avec elles, disparaîtront la plupart de ces angines que l'on veut bien désigner sous le nom d'angine thermale, et qui obligent à interrompre tout traitement.

Voici quelques expériences que j'ai faites au moyen de divers pulvérisateurs :

	Température ambiante	Température du liquide avant la pulvérisation	Température du jet pulvérisé, a 7 cent. de l'appareil.
Pulvérisateur à air comprimé	16°	42	15°
Id.	18°	35°	16°,5
Pulvérisateur Sales-Girons	27°	45°	25°
Pulvérisateur à vapeur.	16°	—	32°

Il est bon de remarquer que dans cette dernière expérience, à une température de 16° du milieu ambiant, correspond celle de 32° du jet pulvérisé obtenue par le mélange de la vapeur et de la poussière d'eau.

Les nouveaux appareils à vapeur installés à St-Honoré donnent au jet une température de 26°.

INHALATION.

Le docteur Niepce, d'Allevard, est le premier qui ait songé à utiliser les vapeurs spontanées des sources minérales. Il avait, en effet, remarqué « que les malades affectés de bronchites chroniques, de phthisie compliquant diverses affections pour lesquelles ils étaient venus prendre les eaux, se dirigeaient d'eux-mêmes vers une partie de l'établissement par où s'écoulaient les eaux des bains et dont le plancher était à claire-voie, et qu'ils se donnaient rendez-vous aussi dans les corridors des bains dont l'air était chargé de gaz sulfhydrique. Je fus étonné, dit ce savant médecin, des résultats qu'ils obtenaient et des modifications rapides survenues dans leurs symptômes. » (1)

Il fit construire, d'après cela, de vastes salles où l'eau sulfureuse, lancée sous une forte pression, à une hauteur de deux mètres, venait frapper une demi-sphère creuse pour retomber de là dans des vasques superposées, et multiplier ainsi les points de contact du gaz avec l'atmosphère.

Les salles froides d'inhalation d'Allevard, alimentées par l'eau minérale à 16°, ont une température qui ne doit guère dépasser 14 ou 15°; l'hydrogène sulfuré s'y trouvant presque seul ou mélangé à une très petite quantité de vapeur d'eau, les aspirations y sont beaucoup plus excitantes que celles des salles tièdes; celles-ci, par contre, chauffées par une certaine quantité de vapeurs forcées, présentent une température de 28°, qui n'est pas sans inconvénients pour certains malades chez lesquels il faut craindre les variations brusques de température.

A Saint-Honoré, les premières salles furent construites sur le point d'émergence même des sources de la Marquise et des Romains. Les vapeurs spontanées s'échappaient par de larges ouvertures pratiquées dans les voûtes des vastes réservoirs dont nous avons parlé.

« Quand on entrait dans ces salles, dit le docteur Allard, l'odeur sulfureuse était très peu sensible. »

(1) Niepce. *Guide de l'Etranger et du Baigneur aux eaux d'Allevard*. 1880.

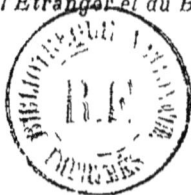

Les eaux de la Marquise et des Romains ne contiennent, en effet, qu'une quantité insignifiante d'acide sulfhydrique libre ; de plus, leur thermalité, 31°, rendait parfois le séjour des salles insupportable ; l'atmosphère s'y trouvait saturée de vapeurs d'eau formant une buée intense qui obligeait les malades à se munir de vêtements spéciaux.

Ce n'est qu'en 1859 qu'on songea à utiliser l'eau de la Crevasse, la plus riche en acide sulfhydrique libre. A 26°, cette eau n'émet que la quantité de vapeur d'eau nécessaire pour affaiblir l'action irritante de l'hydrogène sulfuré. De plus, la température de la salle présente une moyenne de 21°, qui se rapproche sensiblement de la température extérieure à cette époque de l'année.

« Le mode d'inhalation que nous croyons préférable, « disent les auteurs du *Dictionnaire des Eaux Minérales*, « (Durand-Fardel, le Bret), est l'inhalation de l'hydro« gène sulfuré, dépouillé d'un excès de vapeur d'eau. »

Plus loin : « Les conditions atmosphériques extérieu« rieures pourront redoubler les inconvénients inhérents « au séjour de l'étuve dans les catarrhes sensibles aux « influences atmosphériques, chez les pléthoriques, les « rhumatisants, les individus débiles et sans réaction. »

Le dégagement de l'hydrogène sulfuré fut activé à Saint-Honoré au moyen d'une roue mue par l'eau elle-même ; puis on se servit d'une sphère creuse d'où l'eau jaillissait par une multitude de petits trous. Plus tard, on installa de nombreux jets qui, se rencontrant deux à deux, s'étalaient en vastes nappes. Aujourd'hui, le jet supérieur est supprimé et remplacé par une petite plaque métallique contre laquelle est projeté le jet inférieur.

Tous ces appareils diviseurs paraissent bien insuffisants, si l'on songe que l'écoulement des eaux se produit lentement et sous une faible pression, dans une salle dont la capacité n'est pas inférieure à 400 mètres cubes.

Le seul moyen de remédier à cet inconvénient serait d'affecter spécialement l'eau de la Crevasse au service de la salle d'inhalation ; le trop plein seul du bassin pourrait servir à l'alimentation des baignoires et de la piscine. Notons, en passant, que la déperdition sulfureuse sera toujours en rapport avec la durée du séjour des eaux dans les réservoirs, et par conséquent, avec leur capacité ; il y aurait donc avantage à ne donner au bassin de la Crevasse que le moins d'étendue possible.

Les séances d'inhalation sont de courte durée ; on en fait généralement deux par jour. Les premières sont d'abord de dix minutes, puis de quinze à vingt. On arrive ainsi progressivement à les prolonger d'une demi-heure, quelquefois d'une heure.

On ne saurait prendre trop de précautions chez les malades à tempérament irritable, sujets aux congestions, chez les hémoptysiques, les tuberculeux, etc. « Les médications brusques, dit le docteur Constantin James, ne conviennent pas aux maladies chroniques ; celles-ci ont progressé lentement, elles doivent rétrocéder de même. »

L'inhalation se montre surtout efficace dans les affections de l'appareil respiratoire développées au-dessous de la glotte : laryngites, bronchites, asthme, congestions, pleurésies, pneumonies et tuberculose pulmonaire.

BAINS ET DOUCHES

Sous le rapport de l'installation balnéothérapique, l'établissement de Saint-Honoré ne laisse aujourd'hui plus rien à désirer. Les cabinets de bains sont spacieux, bien éclairés, munis, pour la plupart, d'appareils hydrothérapiques les plus variés. On y administre des douches chaudes, froides, écossaises, en pluie, en cercle, de vapeur, locales, ascendantes, etc. De plus, à l'extrémité nord de l'établissement, se trouve un pavillon spécial exclusivement réservé à l'hydrothérapie.

Les baignoires sont alimentées par l'eau de la Crevasse, (26°), que l'on amène à la température voulue par l'addition d'une petite quantité d'eau minérale surchauffée.

La durée du bain varie d'une demi-heure à une heure; sa température moyenne est de 33 à 35°, et plus, suivant l'excitation plus ou moins vive que l'on veut produire. On est souvent obligé d'en réduire la durée, de ne les prescrire que tous les deux jours, et même de les supprimer complètement lorsqu'il se produit une aggravation des symptômes inflammatoires dans les affections de la peau, les maladies de l'utérus, de la vessie, etc. C'est dans ces divers cas que l'on a coutume de prescrire les bains d'eau de la Marquise, comme étant moins sulfureuse, ou contenant une quantité moindre d'hydrogène sulfuré. (1)

(1) L'eau de la Crevasse contient, il est vrai, une plus grande quantité d'acide sulfhydrique libre, mais nous savons que ce gaz n'ajoute rien à l'action des bains sulfureux; seuls, les sulfures alcalins en constituent les agents actifs, (Langlebert) et, comme

Mais, selon moi, il serait préférable de pouvoir graduer soi-même la composition du bain, comme à Vichy, Salins, etc., en y mêlant une plus ou moins grande quantité d'eau douce, suivant la tolérance du malade et la nature de la maladie.

PISCINE

L'établissement possède une vaste piscine de natation, à eau courante, de un mètre vingt centimètres de profondeur, dont la contenance est de 70,000 litres. La température de l'eau y est constante à 28°. Elle est alimentée par les sources de la Marquise et des Romains, et par quelques griffons très abondants de l'Acacia, qui viennent sourdre par de petites ouvertures pratiquées dans le dallage du bassin.

---

d'après notre analyse, ils sont plus abondants dans la source de la Marquise, il s'en suit que la Crevasse possède une action topique moins énergique.

En général, du reste, les sources les plus sédatives sont celles qui laissent dégager une plus grande quantité d'hydrogène sulfuré. Les sources les plus excitantes, parmi lesquelles nous citerons Aix, Barèges, Luchon, ne laissent échapper à l'air libre qu'une quantité insignifiante de gaz sulfhydrique.

DES

MALADIES CURABLES

PAR LES

EAUX DE SAINT-HONORÉ

Le traitement des affections des voies respiratoires constitue la spécialité des eaux de Saint-Honoré ; certaines maladies de la peau y sont de même traitées avec le plus grand succès.

Parmi les premières signalons :

La congestion pulmonaire chronique.

La congestion pulmonaire chronique, souvent confondue avec le premier degré de la tuberculose pulmonaire, dont elle peut être le point de départ chez les sujets prédisposés (Bouchut), survient à la suite de rougeole, coqueluche, pneumonie, etc.

Citons, du professeur Bouchut, médecin à l'hôpital des enfants malades, cette observation :

« Une petite fille de cinq ans, récemment guérie de la coqueluche, avait à chaque instant la fièvre sans motif appréciable. Comme elle toussait toujours un peu et qu'elle était très maigre et sans appétit, je fus prié par ses parents de lui donner une consultation. La percussion m'apprit qu'il y avait de la matité dans la fosse sus-épineuse droite, et, en même temps, que la respiration faible était suivie du bruit d'expiration prolongée et accompagnée de retentissement de la voix. Plusieurs examens donnèrent le même résultat. Au bout de six mois, les choses n'avaient pas changé. Je l'envoyai aux eaux de Saint-Honoré, ce qui produisit le plus grand bien, sans enlever tout-à-fait le mal. Il fallut une seconde saison d'eau, l'année suivante, et l'enfant a guéri. »

Catarrhe pulmonaire et Asthme catarrhal.

Ce catarrhe survient le plus souvent à la suite de bronchites répétées qui passent à l'état chronique et ont, comme conséquence, l'emphysème pulmonaire, la bronchorrée, les dilatations bronchiques, etc.

De tous les traitements employés dans ces divers cas, soit qu'il s'agisse d'un catarrhe persistant ou de bronchites intermittentes, le plus efficace est, sans contredit, le traitement par les eaux minérales sulfurées.

C'est principalement dans le catarrhe pulmonaire que mon savant maître et ami, le docteur Dujardin-Beaumetz, membre de l'Académie de Médecine, recommande l'usage de nos eaux.

Le docteur Constantin James, dans son *Guide aux Eaux minérales*, signale les heureux effets obtenus par la médication sulfurée dans le traitement de cette affection. « J'ai envoyé à Saint-Honoré, dit-il, un malade atteint d'un catarrhe des plus graves, que compliquait peut-être une tuberculisation commençante. Ce malade, arrivé mourant aux eaux, les quitta dans l'état de santé le plus satisfaisant; j'aurais à peine espéré pareil succès des Eaux-Bonnes. »

Pleurésie chronique.

Dans cette affection tenace, j'ai généralement constaté de rapides améliorations.

Je citerai le cas d'un enfant de douze ans, atteint depuis plusieurs mois de pleurésie chronique, qui me fut adressé par mon excellent confrère et ami, le docteur Delaume. Ce jeune malade que j'avais vu autrefois si vigoureux était, à son arrivée, à ce point essoufflé et dans un tel état de marasme, que j'eus un instant l'idée de lui faire quitter la station. Logé à l'hôtel des Bains, à quelques pas de l'Etablissement, il ne pouvait s'y rendre qu'au prix des plus grands efforts. Je commençai le traitement par les eaux avec les plus grands ménagements; les forces revinrent rapidement, et deux mois environ après son arrivée à Saint-Honoré, l'amélioration était telle que le malade put faire à pied le trajet de l'Etablissement au sommet de la Vieille-Montagne, sans avoir éprouvé la moindre fatigue. La guérison s'est depuis affirmée de plus en plus.

Phthisie pulmonaire. — Tuberculose chronique

Les eaux minérales n'exercent aucune action directe sur le tubercule lui-même; elles n'agissent que sur les altérations concomitantes : bronchites, congestions, pneumonie chronique, etc.

C'est bien ici le cas de faire connaître l'opinion du docteur Constantin James sur la valeur thérapeutique des eaux de Saint-Honoré, dans le traitement de la tuberculose.

« Il n'y a qu'une seule source, dit cet éminent praticien, que l'on puisse regarder comme l'équivalent des sources pyrénéennes : c'est la source de Saint-Honoré, et encore, à certains égards, elle leur est supérieure. Qui ne sait, en effet, que les Eaux-Bonnes ont la fâcheuse propriété de rappeler les crachements de sang (Hémoptysies) chez les personnes qui en avaient déjà éprouvé, et même de les développer de toutes pièces chez celles qui jusqu'alors en avaient été exemptes. Or, rien de semblable n'est à craindre pour les eaux de Saint-Honoré. Bien loin de faire affluer le sang vers les poumons, elles tendraient plutôt à l'en détourner, ainsi que le prouve la rapidité avec laquelle elles amènent la résolution des engorgements ou des congestions pulmonaires. »

Tel est aussi l'avis de mon savant confrère, le docteur Décrand, [de Moulins, qui recommande plus particulièrement nos eaux aux tuberculeux disposés aux congestions, hémoptysies, de même qu'aux sujets nerveux et irritables.

Amygdalite chronique, hypertrophie des amygdales.

Cette affection, qui succède le plus souvent à plusieurs attaques d'amygdalite aiguë, a comme conséquences :

1° La production d'un catarrhe naso-pharyngien qui, par propagation à la trompe d'Eustache, peut amener la surdité.

2° L'arrêt de développement du thorax, par suite de l'obstruction partielle des voies aériennes. Dans cette affection, la médication sulfureuse (gargarismes, pulvérisations) amène souvent une résolution très rapide.

Angine granuleuse.

Considérée par Gueneau de Mussy comme se rapportant, le plus souvent à la diathèse herpétique, cette forme d'angine est décrite aujourd'hui par les auteurs avec l'angine catarrhale chronique qui comprend les différentes variétés d'angines diathésiques.

« La granulation, dit Candellé, n'est en réalité qu'un accident insignifiant et ne constitue pas la maladie. La poursuivre à coups de cautérisations répétées, attendre la guérison de sa disparition, c'est faire fausse route. Bien des gens ont des granulations toute leur vie sans avoir jamais souffert de la gorge, et bien des gens en souffrent qui n'ont jamais eu de granulations. »

Le même auteur ajoute: « Il faut chercher ailleurs la preuve qu'une angine est sous l'influence de la diathèse herpétique ou arthritique. » Le professeur Lasègue partageait absolument cette manière de voir.

Laryngite catarrhale chronique.

La laryngite catarrhale chronique survient à la suite d'une ou de plusieurs inflammations aiguës. Les causes les plus fréquentes de cette affection sont : l'abus de la voix, du tabac, de l'alcool, l'habitation dans des pays humides.

Le lymphatisme, d'après le docteur Poyet, serait aussi une des causes prédisposantes du catarrhe du larynx.

Laryngite tuberculeuse.

Les eaux ne peuvent guère être utilisées ici que dans la période catarrhale, encore faut-il ne les employer qu'avec le plus grand ménagement. On ne doit, du reste, compter que sur une amélioration passagère, la médecine thermale, comme toute autre, étant impuissante à enrayer les progrès de la maladie.

MALADIES DE LA PEAU

Les eaux de Saint-Honoré sont plus spécialement indiquées dans les formes séro-purulentes de la peau (Allard) : Eczéma, impétigo, etc.

Eczéma.

Ce type des affections dartreuses est caractérisé par une éruption de vésicules, qui se rompent pour donner issue à de la matière séro-purulente, puis se dessèchent et se recouvrent de squames épidermiques.

« Le traitement de l'eczéma, par les sulfurées fortes, dit le docteur Durand-Fardel, réclame de grandes précautions, car il faut considérer que l'eczéma sécrétant est toujours en imminence d'acuité, soit par le retour de l'acuité sur les points atteints, soit par l'extension de ces derniers ou par l'apparition d'éruptions nouvelles. »

« Lorsque dans l'eczéma, dit le professeur Hardy, la période de sécrétion continue trop longtemps, lorsque des croûtes se renouvellent incessamment par des poussées non interrompues ou très rapprochées, on peut chercher à accélérer la guérison par les eaux minérales. Mais il faut se méfier des eaux trop chaudes : elles augmenteraient infailliblement l'intensité, l'étendue et la durée de l'affection. »

Nos eaux, par leur température et leur minéralisation, conviennent également dans la seconde et la troisième période de cette affection, à condition toutefois que la période de sécrétion existera depuis un certain temps.

Impétigo.

Les lotions avec l'eau de la Crevasse, dans l'impétigo de la face et de la tête, chez les enfants, m'ont donné, dans ma pratique, d'excellents résultats. J'en conseillerai surtout l'emploi dans l'impétigo des enfants débiles et scrofuleux, qui doit être traité avec grand ménagement.

AFFECTIONS DE LA PEAU
A FORME SQUAMEUSE

Psoriasis diffusa.

J'ai observé un cas de guérison rapide chez un malade envoyé aux eaux par mon excellent confrère le docteur Walsdorff.

M. X.. âgé de 45 ans, a eu, en 1880, trois attaques de rhumatisme. Au mois de novembre de la même année, le psoriasis

a débuté par la paume des mains, puis a gagné la plante des
pieds qui présente encore des fissures profondes au point
d'empêcher la marche; quelques semaines plus tard, de larges
plaques envahirent le tronc et les membres.

La guérison fut complète après 35 jours de traitement,
(septembre 1881) et la maladie n'a pas reparu depuis.

Les eaux de Saint-Honoré sont également indiquées
dans le lymphatisme, la scrofule, la chlorose, le rhumatisme, la syphilis, etc.

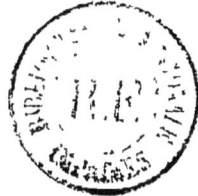

www.ingramcontent.com/pod-product-compliance
Lightning Source LLC
Chambersburg PA
CBHW070744210326
41520CB00016B/4570